BEI GRIN MACHT SICH IHR WISSEN BEZAHLT

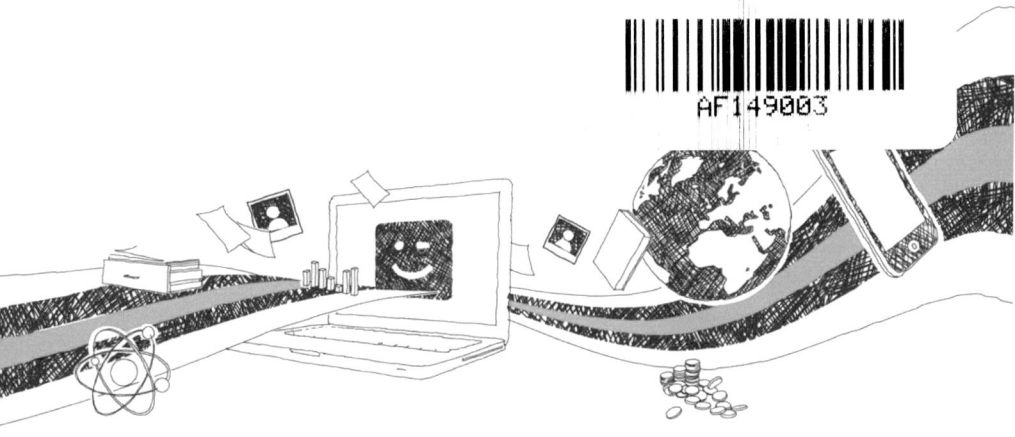

- Wir veröffentlichen Ihre Hausarbeit, Bachelor- und Masterarbeit

- Ihr eigenes eBook und Buch - weltweit in allen wichtigen Shops

- Verdienen Sie an jedem Verkauf

Jetzt bei www.GRIN.com hochladen und kostenlos publizieren

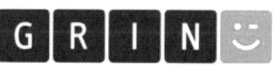

Bibliografische Information der Deutschen Nationalbibliothek:

Die Deutsche Bibliothek verzeichnet diese Publikation in der Deutschen National-
bibliografie; detaillierte bibliografische Daten sind im Internet über http://dnb.d-
nb.de/ abrufbar.

Impressum:

Copyright © 2012 GRIN Verlag
Druck und Bindung: Books on Demand GmbH, Norderstedt Germany
ISBN: 9783656109792

Dieses Buch bei GRIN:

https://www.grin.com/document/187611

Heiko Schumann

Europäische Union im Bereich PUBLIC HEALTH

Gesundheitspolitik im Vereinten Europa

GRIN Verlag

GRIN - Your knowledge has value

Der GRIN Verlag publiziert seit 1998 wissenschaftliche Arbeiten von Studenten, Hochschullehrern und anderen Akademikern als eBook und gedrucktes Buch. Die Verlagswebsite www.grin.com ist die ideale Plattform zur Veröffentlichung von Hausarbeiten, Abschlussarbeiten, wissenschaftlichen Aufsätzen, Dissertationen und Fachbüchern.

Besuchen Sie uns im Internet:

http://www.grin.com/

http://www.facebook.com/grincom

http://www.twitter.com/grin_com

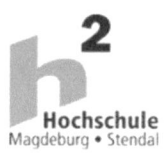

HOCHSCHULE MAGEBURG-STENDAL

Fachbereich Sozial- und Gesundheitswesen

Fernstudiengang „Angewandte Gesundheitswissenschaften"

Modul: „Europäische Gesundheitspolitik"

Die Europäische Union im Bereich PUBLIC HEALTH

Gesundheitspolitik im Vereinten Europa

HEIKO SCHUMANN

2012

Inhaltsverzeichnis

1   Die Europäische Union im Bereich PUBLIC HEALTH

Die hier vorliegende Arbeit skizziert einen Überblick über Vergangenheit, Gegenwart und zukünftige Möglichkeiten der europäischen Gesundheitspolitik. Ist es notwendig, dass die Europäische Union im Bereich PUBLIC HEALTH aktiv wird?

Diese Frage ist aus der Sicht des Autors mit einem klarem „Ja" zu beantworten. Public Health ist Teil des europäischen Integrationsprozesses der durch die Gesundheitspolitik aktiv mitgestaltet werden kann. Die hier formulierte Antwort wird nachfolgend begründbar, indem Public Health inhaltlich und strukturbezogen im Kontext der Europäischen Mitgliedsstaaten und der Europäischen Union (EU) betrachtet wird.

„Auch wenn fundamentale Unterschiede in der Organisation und Finanzierung der Public Health Infrastrukturen bestehen, ist der Blick über die Grenzen sinnvoll, denn Public Health Herausforderungen und Fortschritte respektieren oft keine Grenzen" (Jakubowski, 2003).

Der Staatenverbund der EU, bestehend aus gegenwärtig 27 Ländern, mit unterschiedlicher Größe, Wirtschaftskraft, unterschiedlichen Gesundheitssystemen, -problemen, Rechten und Pflichten, hat zum Gesamtziel die Europäische Einigung (Stein, 2011). Europäische Gesundheitspolitik ist abhängig von der allgemeinen Situation und kann nicht isoliert betrachtet werden.

In den letzten drei Jahrzehnten hat sich die Gesundheitssituation signifikant verbessert (Stein, 2011). Aufgabe der EU ist es, beide Gesundheitssysteme „Bismarck" z.B. mit Deutschland, Frankreich, Niederlande und „Beveridge" z.B. mit England, Spanien, Italien unter dem Dach der EU zusammenzuführen. Erleichtert wird diese Aufgabe durch die Herausbildung von Mischformen. Nationale Reformen führen dazu, dass die Gesundheitssysteme der EU immer ähnlicher werden. Die Probleme der Mitgliedsstaaten der EU sind vielfältiger Art - Kostendruck, Kostenentwicklung, medizinisch-technischer Fortschritt, demographische Entwicklung, neue Gesundheitsgefahren sind dabei jedoch gleichzeitig eine Chance, Europa weiter zusammenzuführen (ebd).

Die deutsche Übersetzung des Begriffes Public Health ist in der Wissenschaft sehr divergierend und reicht von öffentlicher Gesundheit, Gesundheitswissenschaften bis öffentliches Gesundheitswesen (Stein, 2011). Eine Abgrenzung zur Gesundheitsversorgung ist hier nur schwer möglich, da in der Wissenschaft die Terminologie für beide Synonyme ähnlich beschrieben wird. Hanselmann (2005) beschreibt Public Health als Wissenschaft und Praxis der Prävention, durch bevölkerungsbezogene Maßnahmen eine gute Gesundheit zu erreichen und zu erhalten. Eine nachhaltige Gesundheitsversorgung nach Public Health Prinzipien bewirkt eine Verbesserung der Gesundheit der Bevölkerung durch einen multidisziplinären Ansatz (Meyer, 2005). Asvall (2003) führt an, dass die althergebrachte Unterscheidung in Public Health und Klinische Medizin in Zukunft zu überwinden ist. Gesundheitsprobleme bedürfen einer genauen Analyse. So ist die Gesundheitsförderung, Krankheitsverhütung, Behandlung, Rehabilitation und Krankenpflege im Zusammenhang zu betrachten und stellt vielmehr ein Kontinuum sich gegenseitig unterstützender Elemente dar.

Franzkowiak (2011) definiert Gesundheitswissenschaften / Public Health als eine Begriffskombination für eine neue Querschnittsdisziplin in der Gesundheitsforschung und im Gesundheitswesen. Public Health zielt auf die Verbesserung der Gesundheit von Gruppen oder ganzer Bevölkerungen und umfasst die Gesamtheit aller sozialen, politischen und organisatorischen Anstrengungen mit multidisziplinären und multiprofessionellen Ansätzen (ebd.). Dies ist durch die Europäische Union nicht nur zu erkennen sondern aktiv mit zu bestimmen.

2   Kompetenz der Europäischen Union

Je nach Tätigkeitsbereich und Politikfeld variieren die Kompetenzen der Europäischen Union (Art. 2 AEUV). Der Erhalt der nationalen Kompetenzen der Mitgliedsstaaten ist für die Ausgestaltung der Gesundheitssysteme unerlässlich (Stein, 2011). Gegenüber ihren Mitgliedsstaaten verkörpert die EU aufgrund ihrer Pluralität und Vielfältigkeit der unterschiedlichen Gesundheitssysteme eine hohe Expertenkompetenz.

Ein Handeln der EU erfolgt nur, wenn die dafür erforderlichen Kompetenzen vorhanden sind, diese werden im EU Vertrag geregelt (Stein, 2011). Die
Ausarbeitung und Vereinbarung des Vertrages erfolgt durch die Mitgliedsstaaten (MS) der EU, welche durch jeden MS, teilweise durch Volksbefragungen,
ratifiziert werden. Die EU Mitgliedsstaaten versuchen in der Regel möglichst
wenig ihrer nationalen Zuständigkeiten an Brüssel abzutreten. Bei auftretenden
Streitigkeiten entscheidet der Europäische Gerichtshof (EuGH) in der Regel
europafreundlich (Stein 2011).

2.1 Vertrag von Maastricht

Der Vertrag von Maastricht (1993) markierte erstmals eine eigenständige
Zuständigkeit und damit Kompetenz der Europäischen Union für das Gesundheitswesen / Gesundheitsschutz und die Gesundheitspolitik im Artikel 30 und
129 des Vertrages (Kaba-Schönstein, 2011). Auf der Grundlage des Vertrages
von Maastricht erfolgte 1993 das erste Aktionsprogramm der EU-Gemeinschaft
zur Gesundheitsförderung, -aufklärung, -erziehung und -ausbildung im Bereich
des öffentlichen Gesundheitswesens (ebd.). Es zeigte sich jedoch, dass die Art
der Gemeinschaftskompetenz nicht ausreichte, um den Erfordernissen der Gemeinschaft zu genügen (Stein, 2011).

2.2 Vertrag von Amsterdam

Eine Erweiterung der EU Gesundheitskompetenzen der Europäischen
Gemeinschaft für Gesundheitsangelegenheiten erfolgte 1997 im Art. 152 des
Vertrages von Amsterdam. Hierdurch wurden erstmalig rechtliche Harmonisie-
rungsmaßnahmen im Gesundheitswesen möglich (Kaba-Schönstein, 2011). Um
die Zusammenarbeit zwischen den EU-Staaten in der europäischen Gesund-
heits- und Sozialpolitik zu stärken, wird seit 2000 die „Methode der offenen Koordinierung" (OMK) angewendet (ebd.).

2.3 Vertrag von Nizza

Der Vertrag von Nizza bringt nur wenige marginale Veränderungen, wo-
bei die wichtigste Änderung die Stärkung des Kommissionspräsidenten ist. Eine
Änderung der Gesundheitsbestimmung des Art. 152 wurde nicht vorgenommen
(Zandonella, 2009).

2.4 Vertrag von Lissabon

Am 1. Dezember 2009 trat der **Vertrag von Lissabon** in Kraft. Mit dem Ziel, die Arbeitsmethoden der Institutionen der EU zu modernisieren und zu optimieren, wurde erneut ein Versuch unternommen, die Kompetenzen bezüglich Public Health in der EU zu erhöhen. Die EU Kompetenzen werden sich zukünftig in zwei gleichrangigen Verträgen wiederspiegeln, dem EU Vertrag (EUV) und dem Vertrag über die Arbeitsweise der EU (AEUV) (Stein, 2011). Die konkrete Beschreibung der Zuständigkeiten der EU in den einzelnen Politikbereichen für die Gesundheit spiegelt sich im Art. 168 AEUV Gesundheitswesen (Public Health), Art. 6a AEUV Unterstützung / Koordinierung und Art. 4.2 AEUV geteilte Zuständigkeit (Sicherheit) wider (Stein, 2011 b). Übergreifendes Hauptziel der Gesundheitskompetenz der EU (Art. 168 AEUV) ist die Sicherstellung eines hohen Gesundheitsschutzniveau und weiterhin die Verbesserung der Gesundheit, Verhütung von Krankheiten, Beseitigung von Ursachen, die Förderung / Koordinierung der Zusammenarbeit in den Grenzregionen. Europäische Gesundheitspolitik ist die Aufgabe der EU und deren Mitgliedsstaaten (Stein, 2011).

„Die EU darf nur handeln – Verordnungen und Richtlinien verabschieden, Programme durchführen, Forschungsvorhaben finanziell fördern usw. – wenn sie dafür eine Zuständigkeit hat, d.h. ihr dafür in einem EU Vertrag eine ausreichende Rechtsgrundlage / Kompetenz eingeräumt wird" (Stein, 2011, S.57).

3 Instrumente der EU zur Steuerung der Gesundheitspolitik

Ein wesentliches Instrument europäischer Gesundheitspolitik sind Aktionsprogramme, deren Auswirkungen auf die europäischen Mitgliedsstaaten nur begrenzt sind (Stein, 2011). Von 2003 – 2008 hatte das Aktionsprogramm im Bereich Gesundheit einen Etat von 312 Mio. Euro. Schwerpunkte waren die Verbesserung des Informations- und Wissenstandes, die Verbesserung schneller koordinierter Reaktionen auf Gesundheitsgefahren und die Gesundheitsförderung mit Aktionen zur Lebensführung, Ernährung, körperliche Aktivitäten, Tabak, Alkohol, Drogen und sozioökonomische Umweltbedingungen. Von 2008 –

2013 betrug der Etat 321,5 Mio. Euro für Gesundheitsschutz, Gesundheitsförderung und Abbau von Ungleichheiten, Schaffung und Verbreitung von Ge-
sundheitsinformation und Wissen. Verglichen mit den Mitteln für Gesundheitsforschung 2007 - 2013 von 2450 Mio. Euro ist der Etat für die Ausstattung des
Gesundheitsprogramms geringfügig, das verdeutlicht den geringen Stellenwert
der EU Gesundheitspolitik. Im Bereich Public Health sind Aktionsprogramme
angesichts der begrenzt gegebenen EU Gesetzgebung das wesentliche Instrument europäischer Zusammenarbeit. Der Erfolg lässt sich aus den Projekten
und daraus entstanden Netzwerken ableiten (Stein, 2011).

Das Ziel der Aktionsprogramme der EU ist im Erfahrungsaustausch -
„best practice" der Mitgliedsstaaten zu sehen (Stein, 2011 b). Es stellt sich die
Frage, ob und in wieweit Aktionsprogramme Einfluss auf nationale Gesundheitspolitik haben, sowohl auf nationaler, regionaler oder lokaler Ebene (Stein,
2011). Eine Antwort auf diese Frage, die gleichzeitig auch die Frage nach der
Legitimation ist, fällt schwer. Bemerkenswert ist indessen der Sachverhalt, dass
sich kein Projekt, Forschungsvorhaben, Untersuchung oder Veröffentlichung
dieser Thematik widmet, eine derartige Bewertung der Gesundheitspolitik der
EU hat bisher nicht stattgefunden (ebd).

Weitere Instrumente sind unter anderem: Verordnungen – sie gelten un-
mittelbar und sind bindend (Bsp. VO 1408 – Sozialversicherungssysteme),
Richtlinien – sie sind inhaltlich bindend und eine nationale Umsetzung durch die
einzelnen Mitgliedsstaaten muss in einer bestimmten vorgegebenen Frist erfolgen (Bsp. Verbot der Tabakwerbung) (Stein, 2011). Empfehlungen – sind nicht
verbindliche politische Vorgaben (Bsp. grenzüberschreitende Versorgung), Programme – unterliegen einem Antragsverfahren und der Vorhabenförderung
(Bsp. Aktionsprogramme für öffentliche Gesundheit), Grünbücher - sind veröf-
fentlichte Mitteilungen der Kommission über einen bestimmten Politikbereich.
Weißbücher - enthalten Vorschläge der EU Gemeinschaft für ein Tätigwerden in
einem bestimmten Bereich, um einen Konsultationsprozess auf europäischer
Ebene einzuleiten, Empfehlungen / Entschließungen und Schlussfolgerungen, –
sind rechtlich nicht bindend, politische Willens- und Absichtserklärungen (Bsp.
gemeinsame Werte – öffentliche Gesundheit) (Stein, 2011 b). Um einem „Europa der zwei Geschwindigkeiten" entgegenzuwirken, ist es erforderlich, das MS

die nicht an Projekten teilnehmen trotzdem von den Ergebnissen profitieren (Stein, 2011, S.83).

Der Autor des Textes vertritt den Standpunkt, dass eine aktive Gestaltung europäischer Gesundheitspolitik nur durch eine gesundheitspolitische Harmonisierung der Mitgliedsstaaten zu erreichen ist. Hierzu ist es erforderlich, die Auswahl der bisherigen Instrumente neu zu überdenken. Die Umsetzung gesundheitspolitischer EU Maßnahmen mit bindendem Charakter ist nur durch Verordnungen und Richtlinien denkbar.

4   Thematische Schwerpunkte der Europäischen Union

Deutschland profitiert von der europäischen Zusammenarbeit vor allem in den bislang vernachlässigten Bereichen von Public Health, die steigende Anzahl deutscher Anträge dokumentiert das Interesse an europäischen Vorhaben (Stein, 2011).

Beim Zigarettenkonsum sind die Vergleichszahlen für die deutschen 15 jährigen ungewöhnlich hoch, 25 % der Jungen und 27 % der Mädchen gehören zu den täglichen Konsumenten (ebd.).

Beim Konsum von Alkohol sind die deutschen Jugendlichen im oberen Viertel (ebd.).

Im Jahr sterben in Deutschland ca. 110000 – 140000 Menschen an den Folgen des Tabakkonsums, d.h. dass Tabak mehr Todesfälle verursacht als AIDS, Drogen, Alkohol, Verkehrsunfälle, Morde und Selbstmorde zusammen (Stein, 2011).

Weiterhin sollte eine Priorisierung zu folgenden Themen erfolgen, die aufgrund der Seitenbeschränkung nicht näher erläutert werden: grenzüberschreitende Gesundheitsversorgung, demographischer Wandel, Adipositas, Kinderarmut, Alkoholkonsum, Rauchen, MRSA. Wichtig für die Mitgliedsstaaten ist, aus den Erfahrungen anderer Länder zu lernen, um hieraus auf der Basis einer breiten Zusammenarbeit „best practice" Lösungen zu entwickeln und anwenden zu können (ebd).

5   Deutsches Interesse an Europäischer Gesundheitspolitik

Die Auswirkung von Programmen auf die nationale Entwicklung in Deutschland ist direkt kaum feststellbar (Stein, 2011, S.84). Mittelbar haben einzelne Programme und Vorhaben der EU mitunter bedeutend zur Bewusstseinsbildung der Bevölkerung beigetragen, die ohne EU Einfluss nicht ausreichend entstanden wären (Bsp. Rauchen als größte vermeidbare Gesundheitsgefahr). Deutschland profitiert von der europäischen Zusammenarbeit vor allen in den bislang vernachlässigten Bereich von Public Health einschließlich Gesundheitsförderung und Prävention sowie der Gesundheitsberichterstattung.

Die steigende Anzahl deutscher Anträge dokumentiert das Interesse an europäischen Vorhaben (ebd.).

6   Bestehen durch die EU Erweiterung Gefahren

Der Europäische Binnenmarkt wächst durch die Erweiterung der EU auf 27 Mitgliedsstaaten. Gleichzeitig werden aber auch unterschiedliche Gesundheitssysteme miteinander in Bezug gesetzt. In der Vergangenheit gestaltete es sich sehr schwierig, Gesundheitspolitik mit einer gemeinsamen europäischen Ausrichtung zu propagieren. Daraus resultiert die Frage, wie in Zukunft diesem Problem begegnet wird (Stein, 2011).

Gesundheitsgefahren bestehen in den teils beträchtlichen Unterschieden bezogen auf den Gesundheitszustand der Mitgliedsstaaten (Stein, 2011). Der Beitritt neuer Mitgliedsstaaten hat auch Auswirkungen auf die Alten auf: den Gesundheitszustand, die Gesundheitsgefahren, den Anstieg des Alkohol- und Zigarettenkonsums, das Ansteigen ansteckender Krankheiten, die Gesundheitssysteme und die Gesundheitskosten, sowie die Gesundheitsstrategie der EU.

Die Mobilität der Gesundheitsfachberufe war in der alten EU aufgrund ähnlicher Arbeits- und Wirtschaftsverhältnisse gering. Dies gilt für die Beitrittsländer aufgrund der ungünstigen wirtschaftlichen Lage, niedrigem sozialen Status und erheblichen Gehaltsunterschieden nicht, hier ist mit einer steigenden Mobilität zu rechnen (Stein, 2011).

Die befürchtete Abwanderung von medizinischem Fachpersonal ist eine Auswirkung der EU Erweiterung. Der damit verbundene „brain drain" ist für die neu-
eren Mitgliedsstaaten wie z.B. Ungarn, Tschechien von Bedeutung (Stein,
2011).

Ein freier Binnenmarkt führt auch zu Produktionsverlagerungen im freien Wa-
renverkehr, so dass Medizinprodukte angesichts niedriger Produktionskosten
vermehrt in den Beitrittsländern produziert werden (Stein, 2011).

7   Zusammenfassung

Ein erfolgreiches Eindämmen und Bekämpfen von gesundheitlichen Gefahren
ist ohne ein europäisches Zusammengehen unwahrscheinlich (Stein, 2011). Die
Mitgliedstaaten der EU können diese grenzübergreifenden Herausforderungen
nicht mehr allein bewältigen. Deshalb ist ein gemeinsamer europäischer Einsatz
nötig. Wir brauchen effiziente und aufeinander abgestimmte Instrumente zur
Anpassung an die raschen Umwälzungen in der heutigen Welt. Die vertragli-
chen Regeln für unser Zusammenleben in Europa müssen neu gefasst werden.
Angesicht der unterschiedlichen Voraussetzungen der Europäischen Mitgliedsstaaten ist eine Zusammenarbeit und der Austausch von Erkenntnissen und
Erfahrungen zwingend erforderlich. In einer globalisierten Welt, die in ständi-
gem Wandel begriffen ist, muss sich Europa mehr als je zuvor neuen Herausforderungen stellen. Mit dem Vertrag von Lissabon wird die Demokratie in der
EU gestärkt. „Globalisierung berührt direkt und indirekt Gesundheit und Gesundheitssysteme in mehrfacher Hinsicht: Globalisierung führt zu einer schnel-
leren Ausbreitung von Gesundheitsgefahren, die durch globales „Marketing"
beeinflusst werden" (Stein, 2011, S.101). Globalisierung führt weiterhin auch zu
einem Anstieg von Disparitäten zwischen den Staaten: Ansteigen ökonomischer
Restriktionen in ärmeren Ländern, ansteigende Mobilität der Gesundheitsberufe
und damit verbundene „brain drain", was für ärmere Länder ein großes Problem
darstellt. Der globale Markt der Gesundheit ändert Formen und Inhalte der Poli-
tik. Offensichtlich ist, dass die Entwicklung durch rein nationale Maßnahmen

nicht mehr ausreichend beherrschbar ist (ebd.). Dieses Resümee ist ein deutlicher Standpunkt für die Aktivität der Europäischen Union im Bereich Public Health.

8   Literaturverzeichnis:

Asvall, J. E. (2003). Das Public Health Buch. Gesundheit und Gesundheitswesen. Geleitwort Public Health. In: Schwartz, F., W., Badura, B., Busse, R., Raspe, H., Siegrist, J., Walter, U. (Hrsg.). München, Jena: Urban & Fischer Verlag.

Franzkowiak, P. (2011). Leitbegriffe. Gesundheitswissenschaften / Public Health. Online unter Url. http://www.leitbegriffe.bzga.de/?id=angebote&idx=40 (Stand 20.03.2011).

Hanselmann, H. (2005). Public Health und Gesundheitsversorgung. Public Health was heisst dass. Was bedeutet für Sie Public Health, und was Gesundheitsversorgung? IN: BzGA. (Hrsg.). Online unter Url. http://www.healthcollege.ch/pdf/Public-Health-Begriff.pdf (Stand 15.03.2011).

Jakubowski, E. (2003). Das Public Health Buch. Gesundheit und Gesundheitswesen. Public Health aus globaler und europäischer Sicht. Public Health in Europa. In: Schwartz, F., W., Badura, B., Busse, R., Raspe, H., Siegrist, J., Walter, U. (Hrsg.). München, Jena: Urban & Fischer Verlag.

Kaba-Schönstein L. (2011). Leitbegriffe der Gesundheitsförderung. Gesundheitsförderung IV. Die Europäische Gemeinschaft und Union als Akteur in der Gesundheitsförderung. BZgA. (Hrsg.). Online unter Url. http://www.leitbegriffe.bzga.de/bot_angebote_idx-32.html (Stand 04.03.2011).

Meyer, P. C. (2005). Public Health und Gesundheitsversorgung. Public Health was heist dass. Was bedeutet für Sie Public Health, und was Gesundheitsversorgung? Online unter Url. http://www.healthcollege.ch/pdf/Public-Health-Begriff.pdf (Stand 04.03.2011).

Rosenbrock, R., Gerlinger T. (2006). Gesundheitspolitik. Eine systematische Einführung. Europäische Integration und deutsche Gesundheitspolitik. Supranationale und nationale Kompetenzen in der Gesundheitspolitik. 2. Aufl. Bern: Huber Verlag.

Stein, H. (2011). Europäische Gesundheitspolitik. Geschichte, gegenwärtige Situation, zukünftige Perspektiven. Studientext. Fernstudiengang „Angewandte Gesundheitswissenschaften". Magdeburg: Hochschule Magdeburg-Stendal (FH).

Stein, H. (2011 b). Europäische Gesundheitspolitik. Geschichte, Gegenwart, Zukunft. Studienbegleitendes Skript Fernstudiengang „Angewandte Gesundheitswissenschaften". Magdeburg, Februar 2011: Hochschule Magdeburg-Stendal (FH).

Zandonelle, B. (2009). EU-Begriffe und Länderdaten. Bonn: Bundeszentrale für politische Bildung. Online unter Url. http://www.bpb.de/popup/popup_lemmata.html?-guid=t01cfr (Stand 04.03.2011).

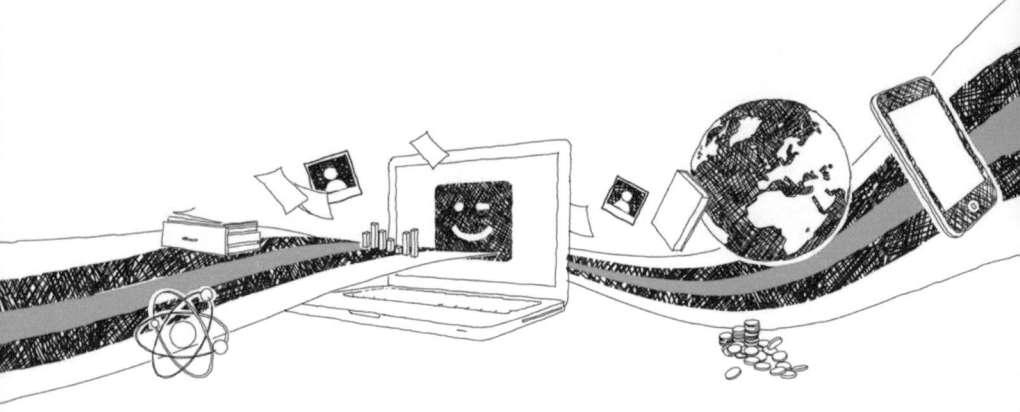
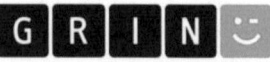